AF137744

SKL Concept

Papa tu m'as dit

Qu'il nous soit fait selon Ta Parole
Je te fais confiance

Livret 2
Que ton nom soit sanctifié

Rassemblés / Auteur par : SKL Concept

issuemedias@issueassociation.com

ISBN : 978-2-9578843-2-2

© SKLConcept

MOT DE L'AUTEUR

Disciple de Jésus-Christ, le Saint-Esprit m'a inspiré et m'a mis à cœur de rassembler un certain nombre de versets pour l'édification de mes frères et sœurs.

Ce livre est pour l'édification du corps de Christ.

Ce livre ne doit en aucun cas remplacer la Bible qui est la source d'où est puisée cette révélation.

Ce que vous allez découvrir dans ce livre vous servira au quotidien dans vos moments d'intimité initiés et conduits par le Saint Esprit par la seule grâce du Père.

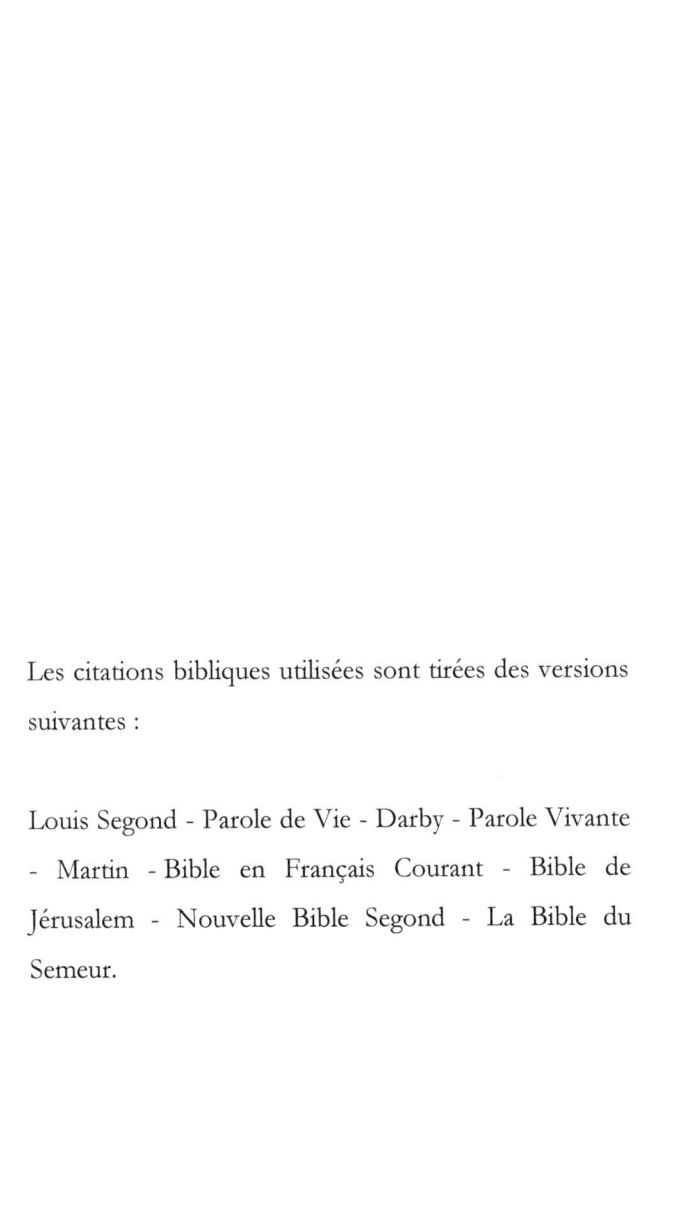

Les citations bibliques utilisées sont tirées des versions suivantes :

Louis Segond - Parole de Vie - Darby - Parole Vivante - Martin - Bible en Français Courant - Bible de Jérusalem - Nouvelle Bible Segond - La Bible du Semeur.

ACTIONS DE GRÂCE

Je rends grâce à Dieu, qui dans Son Amour m'a sauvé, affranchi et associé à Lui dans Son Œuvre.

Je rends grâce à Dieu, pour la vie de ma femme et de mes enfants. Je rends grâce à Dieu pour l'œuvre du Saint-Esprit dans les différents ministères repartis dans le monde, pour leur travail qui nous nourrit spirituellement.

Je rends grâce à Dieu, pour les merveilleuses personnes qui ont participé à cette œuvre.

Il m'est impossible de tous les citer mais je ne saurai taire certains noms : le couple Sénécal, pour le temps investi dans la lecture du manuscrit.

Je rends grâce à Dieu, pour la vie de chaque lecteur et de chaque lectrice.

L'utilisation de ces Livrets vous enrichira spirituellement, vous ne serez plus la même personne : sûrement meilleure qu'auparavant.

AVANT PROPOS

70% de notre vie sont dirigés par nos pensées qui nous donnent une direction.

Notre cerveau possède un pouvoir étonnant, celui de jongler avec nos émotions, avec une facilité déconcertante.

Et quand la situation que nous vivons nous déplait, les idées négatives se mettent à fuser dans tous les sens à l'intérieur de notre tête. C'est le genre de choses qui nous maintient la tête sous l'eau, parfois pendant des heures, ou pire encore, des jours entiers.

Tout ce temps est perdu à jamais. Alors qu'il aurait pu être utilisé de façon bien plus efficace ou agréable.

Face aux circonstances que vous vivez actuellement dans votre vie, décidez aujourd'hui d'appeler à l'existence ce que vous voulez voir arriver dans votre vie, à cours, moyen et long terme et, attendez-le en persévérant.

Que tout ce qui est vrai, tout ce qui est honorable, tout ce qui est juste, tout ce qui est pur, tout ce qui est aimable, tout ce qui mérite l'approbation, ce qui est vertueux et digne de louange, soit l'objet de vos pensées. Philippiens 4 : 8

Soyons transformés par le renouvellement de notre intelligence ; exerçons-nous à penser et à parler selon la Parole de Dieu. Que la révélation de la Parole dans cette série des livrets « Papa tu m'as dit », nous fasse entrer chacun de nous dans sa destinée ici et pour l'éternité.

TABLE DES MATIERES

INTRODUCTION

Pourquoi ma souffrance est-elle continuelle ? Pourquoi ma plaie est-elle douloureuse, et ne veut-elle pas se guérir ?

Nous avons comme réflexe face aux difficultés de la vie, de rabâcher dans nos pensées les négatives, de nous plaindre, de raconter nos malheurs à ceux qui nous entourent pour tenter de trouver du soutien.

En agissant ainsi nous semons des paroles et attirons le négatif. Comme des graines, les paroles sont semées et ensuite elles prennent vie tôt ou tard.

Papa tu m'a dit, qu'il nous soit fait selon Ta Parole.

Serais-tu pour moi comme une source trompeuse,
Comme une eau dont on n´est pas sûr ?

Les miracles ne sont pas des accidents dans notre vie.
Ce sont les réponses de notre Père à notre obéissance
de la Foi. L'obéissance engage notre Père à accomplir
Sa Parole.

La Parole de notre Père s'applique à quiconque la reçoit
et y croit (Matthieu 7 : 24). Elle s'adresse à chacun de
nous personnellement.

Quand la vie est trop dure, vous ne savez plus quoi faire,
qui appeler, où regarder, la seule chose qui vous reste à
faire pour sortir de ce tourment : s'exercer à voir les
événements selon la perspective de notre Père et non
selon la perspective humaine.

La relecture, la répétition de ces livrets stimuleront votre mémoire. Elles vous permettront de retenir les paroles qui vous aideront à faire face aux tourments de la saison que vous vivez actuellement.

Cherchons notre Père Amour qui se trouve dans Sa Parole.

Offrez la série des livrets **Papa tu m'as dit** à une personne autour de vous. Par ce geste vous pouvez :

- Devenir la réponse à un souhait, une prière, un désir ;

- Illuminer la vie de cette personne ;

- Saisir une opportunité de contribuer à diffuser la parole de Dieu et à transformer des vies.

C'est pourquoi encouragez-vous les uns les autres et aidez-vous mutuellement à grandir dans la foi, comme vous le faites déjà. 1 Thessaloniciens 5 :11

A SAVOIR

Au commencement était la Parole, et la **Parole était** avec Dieu, et la **Parole était** Dieu. Toutes choses ont été faites par elle, et rien de ce qui a été fait n'a été fait sans elle.

Le Dieu qui a créé toutes choses, l'**omniprésent,** l'omniscient et l'omnipotent, et qui est à l'origine de l'univers est notre Père.

Nous sommes l'argile, et c'est notre Père qui nous a formés, Nous sommes l'ouvrage de ses mains.

Notre Père se révèle sous différents noms qui décrivent, démontrent les multiples facettes de son caractère et de sa puissance :

Dieu, l'Eternel, le Créateur, le Seigneur, le Tout-Puissant, le Roi des Rois, le Fidèle, le Véritable, la Parole, l'Amour, le Sauveur…

Je serai pour vous un père, Et vous serez pour moi des fils et des filles, Dit le Seigneur tout-puissant.
2 Corinthiens 6 : 18

Je vous invite à observer la nature, le lien entre un père ou une mère avec son enfant si vous arrivez à comprendre ce lien, alors vous pourrez effleurer la dimension de l'immense Amour que notre Père a pour nous.

Chaque père responsable désire le meilleur pour ses enfants. Les enfants eux, veulent vivre des expériences qui ne sont pas sans conséquences.

Le Père responsable espère que ses enfants garderont ses bons conseils pour qu'ils leur soient utiles dans la vie. Il est prêt à faire de son mieux pour garantir une belle vie à ses enfants.

Si donc, méchants comme nous sommes, nous savons donner de bonnes choses à nos enfants, à combien plus forte raison notre Père qui est dans les cieux nous donnera de bonnes choses à nous qui les lui demandons. Matthieu 7 : 11

Nous n'étions qu'une masse informe, mais tu nous voyais et, dans ton registre, se trouvaient déjà inscrits, tous les jours que tu nous avais destinés alors qu'aucun d'eux n'existait encore. Psaume 139 : 16

Notre Père, dans sa souveraineté et sa miséricorde nous fait la grâce de pouvoir nous approcher de lui par sa Parole et de vivre sa Parole. En effet**, le but de la révélation de Dieu est de susciter en nous « la foi en Lui, notre adoration et reconnaissance ».**

La balle est dans notre camp, rapprochons-nous de notre Père pour que dans nos vies, qu'il nous soit fait selon sa Parole.

Aussi la création attend-elle avec un ardent désir la révélation de nous les fils de Dieu. Romains 8 : 19

Prophétisons et changeons le cours de nos vies par la Parole.

Prophétiser

C'est parler l'avenir par **inspiration divine** : ce qui doit arriver, en annonçant la réalité de la Parole de Dieu qui est préparée d'avance pour nous.

Moi, le Seigneur, je connais les projets que je forme pour vous. Ce ne sont pas des projets de malheur, mais des projets de bonheur. Je veux vous donner un avenir plein d'espérance. Jérémie 29 : 11

Mon peuple est détruit parce qu'il lui manque la connaissance. Osée 4 : 6

Car nous sommes son ouvrage, ayant été créés en Jésus-Christ pour de bonnes œuvres, que Dieu a préparées d'avance, afin que nous les pratiquions. Éphésiens 2 : 10

Parler

Qu'il ne sorte de votre bouche aucune parole mauvaise… Éphésiens 4 : 29

Parler c'est prononcer, déclarer, annoncer, dire quelque chose.

Au commencement était la Parole, et la Parole était avec Dieu, et la Parole était Dieu. Jean 1 : 1

Dieu libère de la puissance par Sa parole. Il n'a jamais rien fait sans d'abord le dire. Dieu accorde de l'importance aux mots. Les mots sont spirituels ; ils ont du pouvoir.

La mort et la vie sont au pouvoir de la langue ;
Quiconque l'aime en mangera les fruits.
Proverbes 18 : 21

De la même bouche sortent la bénédiction et la
malédiction. Il ne faut pas, mes frères, qu'il en soit ainsi.
Jacques 3 : 10

Les paroles que nous prononçons sont d'une
importance vitale pour nos vies. La Parole de Dieu est
faite pour être pratiquée. Il y a une puissance créative
dans la parole. Dieu utilisa des mots pour créer le ciel et
la terre.

Dieu dit : Je veille sur ma parole pour l'exécuter ;
Jérémie 1 : 12

Tel il est, tels nous sommes aussi dans ce monde : c'est en cela que l'amour est parfait en nous…

1 Jean 4 : 17

Nous sommes des êtres spirituels.

Ceux, en effet, qui vivent selon la chair, s'affectionnent aux choses de la chair, tandis que ceux qui vivent selon l'esprit s'affectionnent aux choses de l'esprit.

Romains 8 : 4

Dieu annonçant l'arrivée du Messie, Jésus-Christ, Cela avait été prophétisé sur des centaines, même des milliers d'années. "Il vient. Il vient" Tout portait à croire que cela ne pourrait jamais s'accomplir ; mais Il continuait à l'annoncer.

Dieu prononça la Parole, encore et encore la Parole, et : la Parole s'est faite chair. Jean 1 : 14

Il en est ainsi pour toi. Ne cesse pas de déclarer ce que notre Père a dit pour ta vie. Et quand surviennent des problèmes, des tourbillons, prononce les paroles que Dieu t'a données.

Tes paroles prophétiques et de foi d'aujourd'hui ont comme mission d'activer la puissance de la Parole de Dieu dans ta vie.

Aussi longtemps que tu ne décides pas d'allumer l'interrupteur qui est ta bouche pour confesser la Parole de Dieu, le courant ne passera pas. La parole provoque la foi.

Tu deviens ce que tu crois.

Proclame avec foi ce que tu veux voir arriver dans ta vie et attends-le en persévérant.

ENCOURAGEMENT

Qui veille sur ses paroles préserve sa vie, mais celui qui ouvre grand la bouche court à sa ruine. Proverbes 13 : 3

Parfois notre bouche en dit bien plus qu'elle ne devrait. Combien de fois avons-nous regretté ce que nous avons dit ?

Nous devrions faire attention et prendre le temps de réfléchir avant de parler.

Déclarer les paroles de notre Père au quotidien tout au long de notre existence nous permet d'entrer dans la destinée que Dieu a pour nous.

Notre Père nous dit qu'il veille sur Sa Parole pour son accomplissement car il connaît les projets qu'il a formés pour chacun de nous. L'Eternel, notre Papa, a des projets de paix et non de malheur, afin de nous donner un avenir et de l'espérance.

Il n'y a pas de date de péremption à la Parole de Dieu.

Ainsi en est-il de Sa Parole que nous proclamons, qui sort de notre bouche : Elle ne retourne point à notre Père sans effet, sans avoir exécuté sa volonté et accompli Ses desseins.

LE CHOIX

Semons la parole de notre Père par des déclarations et nous vivrons certainement ses effets. Faisons le choix de semer la Parole de notre Père tous les jours, dans chaque situation, il est important de nous appuyer sur elle, la proclamer jour et nuit. Jusqu'à ce qu'elle devienne la seule conviction et réalité, rien d'autre. C'est à ce moment-là exactement que vous déclencherez votre miracle.

Il ne douta point, par incrédulité, au sujet de la promesse de Dieu ; mais il fut fortifié par la foi, donnant gloire à Dieu, et ayant la pleine conviction que ce qu'il promet il peut aussi l'accomplir. Romains 4 : 20-21

Car c'est une prophétie dont le temps est déjà fixé, Elle marche vers son terme, et elle ne mentira pas ; si elle tarde, attends-la, car elle s'accomplira, elle s'accomplira certainement. Habacuc 2 : 3

Retenons fermement la profession de notre espérance, car celui qui a fait la promesse est fidèle.
Hébreux 10 : 23

Un des moyens le plus efficace de veiller soigneusement sur nos cœurs, car il est à la source de tout ce qui fait notre vie. Proverbes 4 : 23

Goûtons et voyons combien notre Père est bon ! Oui, heureux l'homme qui trouve son refuge en lui.
Psaume 34 : 9

RECOMMANDATION

Certaines paroles que Dieu nous a données par amour sont tellement connues, devenues familières que nous les lisons presque par habitude sans réellement en chercher le sens, ni y croire.

Ne répétons pas comme une récitation la Parole, recherchons à semer la Parole fraîche, dynamique et vivante de notre Père, la remuer en nous, la digérer, jusqu'à ce que la conviction fasse naître la foi, l'adoration, la reconnaissance, des louanges.

Approprions-nous la parole de notre Père avec le je, tu, nous. Pour que cette parole devienne réalité, appliquons-nous à cela spécifiquement dans notre quotidien.

Ces paroles vont prendre corps pour notre témoignage.

Nous avons tous l'intention d'abattre le mur qui se trouve devant nous et nous empêche d'avancer. Il nous faut plusieurs coups de masse (Parole) afin d'en arriver à bout.

Prononçons la Parole, encore et encore la Parole, comme la chanson que nous apprécions et : la Parole se fera chair.

Que la Parole de Dieu ne s'éloigne pas de nos bouches ; méditons la jour et nuit pour nous y conformer de façon régulière, déclarons-la et mettons la en pratique c'est alors que nous expérimenterons le plan parfait, mènerons à bien nos entreprises, c'est alors que nous réussirons.

Pour accéder aux merveilles et miracles de la Parole de notre Père dans notre vie, il nous faut naître de nouveau (accepter, reconnaître Jésus comme Seigneur et Sauveur) et avoir la ferme intention de demeurer dans Sa Parole.

Au début ce n'est pas facile de faire des déclarations pour déclencher nos témoignages :

Laissez-vous porter par une sainte colère soyez déterminé. Je ne te laisserai pas aller avant que tu ne m'aies béni Père. Genèse 32 : 26

Créez-vous une habitude matin, midi et soir (avant de s'endormir) pendant 7 jours les paroles qui correspondent à votre saison ; recevez et croyez seulement. Vous déclencherez ainsi vos miracles.

A chaque parole déclarée, appliquons la Puissance du sang de Jésus-Christ et qu'il nous soit fait selon la Parole de notre Père.

Selon la conduite du Saint-Esprit, à chaque fois que nous le pouvons, renouvelons l'alliance avec le Père en prenant le corps et le sang de Jésus-Christ et, par la même occasion bâtissons un autel pour sceller notre exaucement.

Renouvelons l'alliance à chaque fois que le Saint-Esprit nous le met à cœur.

Jésus leur dit : En vérité, en vérité, je vous le dis, si vous ne mangez pas le corps du Fils de l'homme et si vous ne buvez pas son sang, vous n'avez pas la vie en vous-mêmes.

Celui qui mange mon corps et qui boit mon sang a la vie éternelle, et moi, je le ressusciterai le dernier jour. En effet, mon corps est vraiment une nourriture et mon sang est vraiment une boisson. Jean 6 : 53-55

L'autel est l'expression de notre adoration et de la reconnaissance que nous exprimons à notre Père.

Par notre consécration nous devenons nous-mêmes une expression d'adoration.

Je vous exhorte donc, frères, par les compassions de Dieu, à offrir vos corps comme un sacrifice vivant, saint, agréable à Dieu, ce qui sera de votre part un culte raisonnable. Romains 12 : 1

Par lui, offrons sans cesse à Dieu un sacrifice de louange, c'est-à-dire le fruit de lèvres qui confessent son nom. Hébreux 13 : 15

L'expression de la reconnaissance c'est par le sacrifice d'action de grâces. Nous allons joindre nos paroles de remerciements aux actes.

Une façon bien plus pratique de poser un acte, agir pour réveiller la mémoire de Dieu en provoquant ainsi la manifestation de sa faveur. Ésaïe 43 : 26

Bâtir l'autel est une opportunité unique que Dieu nous donne de semer et de récolter plus que ce que nous avons semé. Nous semons en réalité pour nous-mêmes non pour Dieu.

Que chacun donne comme il l'a résolu en son cœur, sans tristesse ni contrainte ; car Dieu aime celui qui donne avec joie. 2 Corinthiens 9 : 7

Cette offrande va se matérialiser sous différentes formes selon la conduite du Saint-Esprit :

En prenant soin de la veuve et de l'orphelin, de l'étranger et du pauvre, en faisant un don ou en soutenant des organismes, des associations d'aide, des médias qui diffusent et valorisent la parole de Dieu, en offrant la Bible ou des livres édifiants, dans ton lieu de culte, auprès d'un serviteur de Dieu dont tu reconnais les actions en conformité avec la parole de Dieu.

Tu m'élèveras un autel de terre, sur lequel tu offriras tes holocaustes et tes sacrifices d'actions de grâces, tes brebis et tes bœufs.

Partout où je rappellerai mon nom, je viendrai à toi, et je te bénirai. Exode 20 : 24

L'Éternel apparut à Abram, et dit : Je donnerai ce pays à ta postérité. Et Abram bâtit là un autel à l'Éternel, qui lui était apparu. Genèse 12 : 7

Apprenez à faire le bien, recherchez la justice, protégez l'opprimé ; faites droit à l'orphelin, défendez la veuve. Ésaïe 1 : 17

Bénissons l'Eternel, notre Père en tout temps ; que sa louange soit toujours dans nos bouches. Psaume 34 : 2

Nous demandons, et nous ne recevons pas, parce que nous demandons mal, dans le but de satisfaire nos passions. Approprions-nous les Paroles de notre Père.

Créons une atmosphère ou simplement disposons-nous avant de commencer à prophétiser. Invitons ainsi le Saint Esprit dans le nom de Jésus-Christ, car nous ne savons pas ce qu'il nous convient de (parler) demander dans nos prières. Mais l'Esprit lui-même intercède par des soupirs inexprimables ;

SUR TA PAROLE ! Déclarez la Parole puis parlez en langue ou parlez avec l'intelligence selon que le Saint-Esprit vous conduit. Car notre Père connaît les mots exacts profonds de nos cœurs, de quoi nous avons besoin, avant que nous le lui demandions.

Voici donc comment nous devons prier :
Notre Père céleste ! Que la sainteté de ton nom soit respectée, que ton règne vienne, que ta volonté soit faite sur la terre comme au ciel.

Donne-nous aujourd'hui notre pain quotidien ; pardonne-nous nos offenses, comme nous aussi nous pardonnons à ceux qui nous ont offensés ; ne nous expose pas à la tentation, mais délivre-nous du mal, car c'est à toi qu'appartiennent, dans tous les siècles, le règne, la puissance et la gloire. Amen !

Ainsi en est-il de Sa parole, qui sort de notre bouche : Elle ne retourne point au Père sans effet, Sans avoir exécuté Sa volonté et accompli Ses desseins.
Ésaïe 55 : 11

Les paroles que tu nous dis sont esprit et vie.
Jean 6 : 63

Nous recevons, déclarons Tes paroles au nom de Jésus-Christ notre Sauveur et Seigneur.

Livret 2
Que ton nom soit sanctifié
Jésus-Christ

Aujourd'hui,
si vous entendez ma voix (Parole),
N'endurcissez pas vos cœurs
Hébreux 3 : 8

« Dieu sauve » parce que nous avons tous péché. Nous sommes esclaves du mal. Jésus est Dieu fait chair, Dieu devenu homme pour nous réconcilier avec Lui par ce biais, nous sauver et nous libérer du mal.

Jésus-Christ est la porte. Si quelqu'un entre par Lui, il sera sauvé ; Jean 10 : 9

Ton mal : problème de santé, longue maladie, infection, maladie sexuellement transmissible, tes finances, tes douleurs, ton handicap, ta pauvreté, limitation, sorcellerie, envoûtements, malédictions, prostitution, désorientation, impudicité, problème psychologique, problème dans les études, problème de compréhension, manque de stabilité, manque de travail, échecs, problème dans le couple, problème avec les parents, les enfants, problème relationnel, problème de caractère, problème de célibat, problème d'enfantement...

Il a pris nos infirmités, et il s'est chargé de nos maladies.
Matthieu 8 : 17

Jésus-Christ a pris nos maux (péchés) sur lui et les a portés dans son corps, sur la croix, afin qu'étant morts pour le péché, nous menions une vie juste. Oui, c'est par ses blessures que nous avons été guéris de nos maux. 1 Pierre 2 : 24

Je suis le chemin, la vérité et la vie ; nul ne vient au Père que par moi. Jean 14 : 6

C'est à ce moment précis où nous sommes faibles, au bout du rouleau que nous sommes forts par votre Père. Au lieu de subir l'épreuve, regardons-la en face en nous fiant à la parole de notre Père qui correspond à notre saison.

Il est essentiel de garder à l'esprit une question : **Papa, que veux-tu m'apprendre dans cette épreuve ?** Cela finira par booster ma foi en toi, m'apportera ta paix. J'en sortirai sûrement plus grand. Tu seras l'objet de mes louanges. Psaume 119 : 36

Maintenant !

Dans une atmosphère d'adoration, de louange et de méditation, conduits par le Saint Esprit, acceptons et déclarons sciemment avec conviction la vérité de la parole de Dieu. Eprouvez la vérité de ce que vous affirmez, déclenchez ainsi la vérité éternelle, inoubliable de la parole de notre Père.

Je vous le dis en vérité, si quelqu'un dit à cette montagne : Ote-toi de là et jette-toi dans la mer, et s'il ne doute point en son cœur, mais croit que ce qu'il dit arrive, il le verra s'accomplir. Marc 11 : 23

Dites à l'intérieur de vous ou déclarez à haute voix :

Portes, élevez vos linteaux ; Élevez-vous, portes éternelles ! Que le roi de gloire fasse son entrée !
Psaume 24 : 7

Mon âme, ma bouche, les ossements desséchés, les soucis, les infirmités, les problèmes, les pensées, le caractère, la peur, les maladies…

Ecoutez la Parole de mon Père, Aussi vrai que l'Eternel, mon Dieu, est vivant, je déclare !

Que ton nom soit sanctifié

Jésus-Christ

Je leur ai donné la gloire que tu m'as donnée afin qu'ils soient un comme nous sommes un moi en eux et toi en moi -, afin qu'ils soient parfaitement un et qu'ainsi le monde reconnaisse que tu m'as envoyé et que tu les as aimés comme tu m'as aimé. Père, je veux que là où je suis ceux que tu m'as donnés soient aussi avec moi afin qu'ils contemplent ma gloire, la gloire que tu m'as donnée parce que tu m'as aimé avant la création du monde.
Jean 17 :22

Jésus-Christ

Je leur ai donné la gloire que tu m'as donnée afin qu'ils soient un comme nous sommes un moi en eux et toi en moi -, afin qu'ils soient parfaitement un et qu'ainsi le monde reconnaisse que tu m'as envoyé et que tu les as aimés comme tu m'as aimé. Père, je veux que là où je suis ceux que tu m'as donnés soient aussi avec moi afin qu'ils contemplent ma gloire, la gloire que tu m'as donnée parce que tu m'as aimé avant la création du monde.
Jean 17 :22

SUR TA PAROLE ! **Romains 10 : 9** …si de ta bouche, tu déclares que Jésus est Seigneur et si dans ton cœur, tu crois que Dieu l'a ressuscité des morts, tu seras sauvé,

Nous déclarons de notre bouche, Jésus, que tu es Seigneur et, dans notre cœur, nous croyons que Dieu t'a ressuscité des morts, nous sommes donc sauvés, (par ta grâce)

SUR TA PAROLE ! **Actes 2 : 28** Car tu m'as fait connaître le chemin de la vie, et tu me combleras de joie en ta présence.

Tu nous fais connaître le chemin de la vie, et tu nous combles de joie en ta présence.

SUR TA PAROLE ! **Psaume 62 : 2** C'est en Dieu seul que, dans le calme, je me remets : mon salut vient de lui.

C'est en toi seul mon Dieu que, dans le calme, je me remets : mon salut vient de toi.

SUR TA PAROLE ! **Colossiens 1 : 19** En effet, Dieu a voulu que toute sa plénitude habite en lui.

En effet, Dieu tu as voulu que toute ta plénitude habite en lui (Jésus-Christ).

SUR TA PAROLE ! **1 Jean 5 : 11-12** Et qu'affirme ce témoignage ? Il dit que Dieu nous a donné la vie éternelle et que cette vie est en son Fils. Celui qui a le Fils a la vie. Celui qui n'a pas le Fils de Dieu n'a pas la vie.

Notre Dieu tu nous as donné la vie éternelle et cette vie est en ton Fils. Nous avons le Fils alors nous avons la vie.

SUR TA PAROLE ! **Jean 11 : 25-26** Je suis la résurrection et la vie, lui dit Jésus. Celui qui place toute sa confiance en moi vivra, même s'il meurt. Et tout homme qui vit et croit en moi ne mourra jamais. Crois-tu cela ?

Jésus tu es la résurrection et la vie, c'est en toi que nous plaçons toute notre confiance et nous vivrons, même si nous mourons. Nous croyons que nous ne mourrons jamais. Nous croyons cela !

SUR TA PAROLE ! **Psaume 62 : 3** Lui seul est mon rocher, et mon Sauveur ; il est ma forteresse : je ne serai pas ébranlé.

Toi seul es notre rocher, et notre Sauveur ; tu es notre forteresse : nous ne serons pas ébranlés.

SUR TA PAROLE ! **Hébreux 10 : 19,22** Ainsi donc, mes frères, nous avons une pleine liberté pour entrer dans le lieu très-saint, grâce au sang du sacrifice de Jésus. Approchons-nous donc de Dieu avec un cœur droit, avec la pleine assurance que donne la foi, le cœur purifié de toute mauvaise conscience, et le corps lavé d'une eau pure.

Nous entrons dans le lieu très-saint, grâce au sang de ton sacrifice Jésus. Nous nous approchons de toi notre Dieu avec un cœur droit, avec la pleine assurance que donne la foi, le cœur purifié de toute mauvaise conscience, et le corps lavé d'une eau pure.

SUR TA PAROLE ! **1 Pierre 1 : 3** Loué soit Dieu, le Père de notre Seigneur Jésus-Christ. Dans son grand amour, il nous a fait naître à une vie nouvelle, grâce à la résurrection de Jésus-Christ d'entre les morts, pour nous donner une espérance vivante.

Nous te louons notre Dieu, toi le Père de notre Seigneur Jésus-Christ. Dans ton grand amour, tu nous as fait naître à une vie nouvelle, grâce à la résurrection de Jésus-Christ d'entre les morts, pour nous donner une espérance vivante.

SUR TA PAROLE ! **1 Jean 3 : 5** Or, vous le savez, Jésus a paru pour ôter les péchés, et il n'y a point en lui de péché.

Jésus tu es apparu pour ôter les péchés, et il n'y a point en toi de péché.

SUR TA PAROLE ! **Jean 6 : 40** Oui, telle est la volonté du Père : que tous ceux qui tournent leurs regards vers le Fils et qui croient en lui, possèdent la vie éternelle, et moi, je les ressusciterai au dernier jour.

Telle est la volonté de notre Père : nous qui tournons nos regards vers toi Jésus-Christ et qui croyons en toi, nous possédons la vie éternelle, et tu nous ressusciteras au dernier jour.

SUR TA PAROLE ! **Jean 3 : 16** Car Dieu a tant aimé le monde qu'il a donné son Fils unique, afin que quiconque croit en lui ne périsse point, mais qu'il ait la vie éternelle.

Notre Dieu notre Père tu as tant aimé le monde, que tu nous as donné ton Fils unique, afin que nous ne périssions point, mais que nous ayons la vie éternelle.

SUR TA PAROLE ! **Éphésiens 1 : 11-12** Et c'est en Christ que nous avons aussi été choisis pour lui appartenir conformément à ce qu'avait fixé celui qui met en œuvre toutes choses, selon l'intention qui inspire sa décision. Ainsi, nous avons été destinés d'avance à célébrer sa gloire nous qui, les tout premiers, avons placé notre espérance dans le Messie.

En Christ nous avons aussi été choisis pour t'appartenir conformément à ce que tu avais fixé toi qui met en œuvre toutes choses, selon l'intention qui inspire ta décision. Ainsi, nous avons été destinés d'avance à célébrer ta gloire nous qui, les tout premiers, avons placé notre espérance dans le Messie.

SUR TA PAROLE ! **1 Jean 5 : 20** Mais nous savons aussi que le Fils de Dieu est venu et qu'il nous a donné l'intelligence pour que nous connaissions le Dieu véritable. Ainsi, nous appartenons au Dieu véritable par notre union à son Fils Jésus-Christ. Ce Fils est lui-même le Dieu véritable et la vie éternelle.

Nous savons aussi que toi, le Fils de Dieu tu es venu et que tu nous as donné l'intelligence pour que nous connaissions le Dieu véritable. Ainsi, nous appartenons au Dieu véritable par notre union avec toi son Fils, Jésus-Christ. Et toi le Fils tu es toi-même le Dieu véritable et la vie éternelle.

SUR TA PAROLE ! **Romains 5 : 1** Puisque nous avons été déclarés justes en raison de notre foi, nous sommes en paix avec Dieu grâce à notre Seigneur Jésus-Christ.

Nous avons été déclarés justes en raison de notre foi, nous sommes en paix avec toi notre Dieu grâce à notre Seigneur Jésus-Christ.

SUR TA PAROLE ! **1 Timothée 1 : 15** La parole que voici est certaine, elle mérite d'être reçue sans réserve : « Jésus-Christ est venu dans ce monde pour sauver des pécheurs. » Je suis moi-même le premier d'entre eux,

La parole que voici est certaine, elle mérite d'être reçue sans réserve : « Jésus-Christ tu es venu dans ce monde pour sauver des pécheurs. » nous sommes nous-mêmes les premiers d'entre eux,

SUR TA PAROLE ! **Psaume 9 : 2-3** Je te louerai, Eternel, de tout mon cœur, je raconterai toutes tes merveilles. Je ferai de toi le sujet de ma joie et de mon allégresse, je chanterai ton nom, Dieu très-haut.

Nous te louons, Eternel, de tout notre cœur, nous raconterons toutes tes merveilles. Nous faisons de toi le sujet de notre joie et de notre allégresse, nous chantons ton nom, Dieu très-haut.

SUR TA PAROLE ! **Jean 6 : 35** C'est moi qui suis le pain qui donne la vie. Celui qui vient à moi n'aura plus jamais faim, celui qui croit en moi n'aura plus jamais soif.

C'est toi qui es le pain qui nous donne la vie. Nous qui venons à toi nous n'aurons plus jamais faim, nous qui croyons en toi nous n'aurons plus jamais soif.

SUR TA PAROLE ! **1 Pierre 1 : 3** Loué soit Dieu, le Père de notre Seigneur Jésus-Christ. Dans son grand amour, il nous a fait naître à une vie nouvelle, grâce à la résurrection de Jésus-Christ d'entre les morts, pour nous donner une espérance vivante.

Loué sois-tu notre Dieu, toi le Père de notre Seigneur Jésus-Christ. Dans ton grand amour, tu nous as fait naître à une vie nouvelle, grâce à la résurrection de Jésus-Christ d'entre les morts, pour nous donner une espérance vivante.

SUR TA PAROLE ! **Jean 3 : 36** Celui qui croit au Fils a la vie éternelle ; Jésus,

Nous croyons en toi le Fils et nous avons la vie éternelle ;

SUR TA PAROLE ! **2 Corinthiens 5 : 17-18** Ainsi, celui qui est uni au Christ est une nouvelle créature : ce qui est ancien a disparu, voici : ce qui est nouveau est déjà là. Tout cela est l'œuvre de Dieu, qui nous a réconciliés avec lui par le Christ et qui nous a confié le ministère de la réconciliation.

En toi le Christ, nous sommes une nouvelle créature : ce qui est ancien a disparu, voici : ce qui est nouveau est déjà là. Tout cela est l'œuvre de notre Dieu, qui nous a réconciliés avec lui, par toi le Christ, et qui nous a confié le ministère de la réconciliation.

SUR TA PAROLE ! **Hébreux 9 : 12** Il a pénétré une fois pour toutes dans le sanctuaire ; il y a offert, non le sang de boucs ou de veaux, mais son propre sang. Il nous a ainsi acquis un salut éternel.

Tu as pénétré une fois pour toutes dans le sanctuaire Jésus ; tu as offert, non le sang de boucs ou de veaux, mais ton propre sang. Tu nous as ainsi acquis un salut éternel.

SUR TA PAROLE ! **Philippiens 3 : 20** Quant à nous, nous sommes citoyens du royaume des cieux : de là, nous attendons ardemment la venue du Seigneur Jésus-Christ

Nous sommes citoyens du royaume des cieux et nous attendons ardemment ta venue Seigneur Jésus toi le Christ

SUR TA PAROLE ! **Jean 17 : 3** Or, la vie éternelle consiste à te connaître, toi le Dieu unique et véritable, et celui que tu as envoyé : Jésus-Christ.

La vie éternelle consiste à te connaître, toi le Dieu unique et véritable, et celui que tu as envoyé : Jésus-Christ.

SUR TA PAROLE ! **Psaume 145 : 9** L'Éternel est bon envers tous, Et ses compassions s´étendent sur toutes ses œuvres.

Eternel Tu es bon envers tous, et tes compassions s'étendent sur toutes tes œuvres.

SUR TA PAROLE ! **Éphésiens 1 : 9-10** …pour que nous connaissions le secret de son plan. Ce plan, il l'a fixé d'avance, dans sa bonté, en Christ, pour conduire les temps vers l'accomplissement. Selon ce plan, tout ce qui est au ciel et tout ce qui est sur la terre doit être réuni sous le gouvernement du Christ.

Nous connaissons le secret de ton plan. Ce plan, tu l'as fixé d'avance, dans ta bonté, en Christ, pour conduire les temps vers l'accomplissement. Selon ce plan, tout ce qui est au ciel et tout ce qui est sur la terre doit être réuni sous le gouvernement du Christ.

SUR TA PAROLE ! **1 Corinthiens 1 : 30** Par lui, vous êtes unis au Christ, qui est devenu pour nous cette sagesse qui vient de Dieu : en Christ, en effet, se trouvent pour nous l'acquittement, la purification et la libération du péché.

Par toi, nous sommes unis à Christ, qui est devenu pour nous cette sagesse qui vient de Dieu : en Christ, en effet, se trouvent pour nous l'acquittement, la purification et la libération du péché.

SUR TA PAROLE ! **Jean 8 : 12** Je suis la lumière du monde, dit-il. Celui qui me suit ne marchera pas dans les ténèbres : il aura la lumière de la vie.

Tu es la lumière du monde Jésus. Nous te suivons, nous ne marchons pas dans les ténèbres : nous avons la lumière de la vie.

SUR TA PAROLE ! **Galates 1 : 3-5** Que la grâce et la paix vous soient données par Dieu notre Père et par le Seigneur Jésus-Christ. Le Christ s'est offert lui-même en sacrifice pour expier nos péchés, afin de nous délivrer du monde présent dominé par le mal : il a ainsi accompli la volonté de Dieu, notre Père, à qui soit la gloire pour l'éternité ! Amen !

Que la grâce et la paix nous soient données par toi notre Dieu notre Père et par le Seigneur Jésus-Christ. Jésus, tu t'es offert toi-même en sacrifice pour expier nos péchés, afin de nous délivrer du monde présent dominé par le mal : tu as ainsi accompli la volonté de Dieu, notre Père, à toi la gloire pour l'éternité ! Amen !

SUR TA PAROLE ! **Tite 3 : 5** S'il l'a fait, ce n'est pas parce que nous avons accompli des actes conformes à ce qui est juste. Non. Il nous a sauvés parce qu'il a eu pitié de nous, en nous faisant passer par le bain purificateur de la nouvelle naissance, c'est-à-dire en nous renouvelant par le Saint-Esprit.

Ce n'est pas parce que nous avons accompli des actes conformes à ce qui est juste. Non. Tu nous as sauvés parce que tu as eu pitié de nous, en nous faisant passer par le bain purificateur de la nouvelle naissance, c'est-à-dire en nous renouvelant par le Saint-Esprit.

SUR TA PAROLE ! **Jean 14 : 6** Jésus lui dit : Moi, je suis le chemin, la vérité, et la vie ; nul ne vient au Père que par moi.

Jésus tu es le chemin, la vérité, et la vie ; ce n'est que par toi que nous accédons au Père.

SUR TA PAROLE ! **Psaume 16 : 2** « Tu es mon maître, et tout mon bonheur est en toi. »

Tu es notre maître, et tout notre bonheur est en toi !

SUR TA PAROLE ! **Éphésiens 2 : 13** Mais maintenant, en Jésus-Christ, vous qui autrefois étiez loin, vous êtes devenus proches par le sang de Christ.

En toi Jésus-Christ, nous qui autrefois étions loin, nous sommes devenus proches par ton sang Jésus.

SUR TA PAROLE ! **Romains 6 : 4** Nous avons donc été ensevelis avec lui par le baptême en relation avec sa mort afin que, comme le Christ a été ressuscité d'entre les morts par la puissance glorieuse du Père, nous aussi, nous menions une vie nouvelle.

Nous avons été ensevelis avec toi par le baptême dans ta mort afin que, comme tu as été ressuscité des morts par la puissance glorieuse du Père, nous puissions nous aussi vivre une nouvelle vie.

SUR TA PAROLE ! **Romains 5 : 8** Mais voici comment Dieu prouve son amour envers nous : alors que nous étions encore des pécheurs, Christ est mort pour nous.

Notre Dieu tu as prouvé ton amour envers nous : alors que nous étions encore des pécheurs, Christ est mort pour nous.

SUR TA PAROLE ! **2 Corinthiens 5 : 21** Celui qui n'a pas connu le péché, il l'a fait devenir péché pour nous afin qu'en lui nous devenions justice de Dieu.

Jésus tu n'as pas connu le péché, mais Dieu t'a fait devenir péché pour nous, afin que nous devenions en toi, Christ, la justice de Dieu.

SUR TA PAROLE ! **Philippiens 2 : 10** …Afin qu'au nom de Jésus tout genou fléchisse dans les cieux, sur la terre et sous la terre,

Nous plions les genoux au nom de Jésus-Christ car en ton nom tout genou fléchit dans les cieux, sur la terre et sous la terre,

SUR TA PAROLE ! **Colossiens 1 : 19-20** En effet, Dieu a voulu que toute sa plénitude habite en lui. Il a voulu par Christ tout réconcilier avec lui-même, aussi bien ce qui est sur la terre que ce qui est dans le ciel, en faisant la paix à travers lui, par son sang versé sur la croix.

Tu as voulu notre Dieu que toute ta plénitude habite en Christ. Tu as voulu réconcilier tout avec toi-même, aussi bien ce qui est sur la terre que ce qui est dans le ciel, en faisant la paix à travers lui, par son sang versé sur la croix.

SUR TA PAROLE ! **Colossiens 2 : 13-14** Et vous, qui étiez morts à cause de vos fautes, et parce que vous étiez des incirconcis, des païens, Dieu vous a donné la vie avec le Christ. Il vous a pardonné toutes vos fautes.

Nous étions morts à cause de nos fautes, nous étions incirconcis, païens, notre Dieu tu nous as donné la vie avec Christ. Tu nous as pardonné toutes nos fautes.

SUR TA PAROLE ! **1 Corinthiens 1 : 9** Dieu est fidèle, lui qui vous a appelés à vivre en communion avec son Fils, Jésus-Christ notre Seigneur.

Notre Dieu tu es fidèle, toi qui nous as appelés à vivre en communion avec ton Fils, Jésus-Christ notre Seigneur.

SUR TA PAROLE ! **1 Pierre 1 : 8-9** Jésus, vous ne l'avez pas vu, et pourtant vous l'aimez ; mais en plaçant votre confiance en lui sans le voir encore, vous êtes remplis d'une joie glorieuse qu'aucune parole ne saurait exprimer, car vous obtenez votre salut qui est le but de votre foi.

Jésus nous ne t'avons pas vu et pourtant nous t'aimons et avons placé notre confiance en toi sans te voir encore, nous sommes remplis d'une joie glorieuse qu'aucune parole ne saurait exprimer, car nous obtenons notre salut qui est le but de notre foi.

Qu'il nous soit fait selon Ta Parole
Je te fais confiance

Le Sang de Jésus-Christ

Le Sang de Jésus-Christ

SUR TA PAROLE ! **Ésaïe 1 : 18** Venez et discutons ! dit l'Eternel. Même si vos péchés sont couleur cramoisi, ils deviendront blancs comme la neige ; même s'ils sont rouges comme la pourpre, ils deviendront clairs comme la laine.

Eternel, tu nous dis : Venez et discutons ! Même si nos péchés sont couleur cramoisi, ils deviendront blancs comme la neige ; même s'ils sont rouges comme la pourpre, ils deviendront clairs comme la laine.

SUR TA PAROLE ! **Romains 5 : 9** A plus forte raison donc, maintenant que nous sommes justifiés par son sang, serons-nous sauvés par lui de la colère.

Bien plus alors, maintenant que nous sommes justifiés par ton sang Jésus, nous sommes sauvés par toi de la colère.

SUR TA PAROLE ! **Jérémie 7 : 5-7** Si vraiment vous corrigez votre conduite et votre manière d'agir, si vraiment vous faites justice aux uns et aux autres, si vous n'exploitez pas l'étranger, l'orphelin et la veuve, si vous ne versez pas le sang innocent dans cet endroit et si vous ne vous tournez pas vers d'autres dieux pour votre malheur, alors je vous laisserai habiter ici, dans ce pays que j'ai donné à vos ancêtres depuis toujours et pour toujours.

Nous corrigeons notre conduite et notre manière d'agir, nous faisons justice aux uns et aux autres, nous n'exploitons pas l'étranger, l'orphelin et la veuve, nous ne versons pas le sang innocent dans cet endroit et nous ne nous tournons pas vers d'autres dieux pour notre malheur,

SUR TA PAROLE ! **Hébreux 13 : 20-21** Le Dieu de la paix a ramené d'entre les morts notre Seigneur Jésus, devenu le grand berger des brebis grâce au sang d'une alliance éternelle. Qu'il vous rende capables de toute bonne œuvre pour l'accomplissement de sa volonté, qu'il fasse en vous ce qui lui est agréable par Jésus-Christ, à qui soit la gloire aux siècles des siècles ! Amen

Notre Dieu de paix, tu as ramené d'entre les morts notre Seigneur Jésus, qui est devenu le grand berger des brebis grâce au sang d'une alliance éternelle. Rends-nous capables de toute bonne œuvre pour l'accomplissement de ta volonté, fais en nous ce qui te plaît par Jésus-Christ, à qui est la gloire pour toujours et à jamais ! Amen !

SUR TA PAROLE ! **Romains 3 : 25-26** C'est lui que Dieu a destiné, par son sang, à être pour ceux qui croiraient, victime propitiatoire, afin de montrer sa justice, parce qu'il avait laissé impunis les péchés commis auparavant, au temps de sa patience, afin, dis-je, de montrer sa justice dans le temps présent, de manière à être juste tout en justifiant celui qui a la foi en Jésus.

C'est lui notre Dieu que tu as destiné, par son sang, à être pour ceux qui croiraient victime propitiatoire, afin de montrer ta justice, parce que tu avais laissé impunis les péchés commis auparavant, au temps de ta patience, afin de montrer ta justice dans le temps présent, de manière à être juste tout en justifiant celui qui a la foi en Jésus.

SUR TA PAROLE ! **1 Pierre 1 : 18-19** Vous le savez en effet, ce n'est pas par des choses corruptibles comme l'argent ou l'or que vous avez été rachetés de la manière de vivre dépourvue de sens que vous avaient transmise vos ancêtres, mais par le sang précieux de Christ, qui s'est sacrifié comme un agneau sans défaut et sans tache.

Nous le savons en effet, ce n'est pas par des choses corruptibles comme l'argent ou l'or que nous avons été rachetés de la manière de vivre dépourvue de sens que nous avaient transmise nos ancêtres, mais par ton sang précieux toi le Christ, qui t'es sacrifié comme un agneau sans défaut et sans tache.

SUR TA PAROLE ! **Éphésiens 1 : 7** En lui, par son sang, nous sommes rachetés, pardonnés de nos fautes, conformément à la richesse de sa grâce.

En Toi, par ton sang, nous sommes rachetés, pardonnés de nos fautes, conformément à la richesse de ta grâce.

SUR TA PAROLE ! **1 Jean 1 : 7** Mais si nous marchons dans la lumière, tout comme Dieu lui-même est dans la lumière, nous sommes en communion les uns avec les autres et le sang de Jésus-Christ son Fils nous purifie de tout péché .

Nous marchons dans la lumière, tout comme notre Dieu tu es dans la lumière, nous sommes en communion les uns avec les autres et le sang de Jésus-Christ ton Fils nous purifie de tout péché .

SUR TA PAROLE ! **Hébreux 9 : 12-14** et il est entré une fois pour toutes dans le lieu très saint, non avec le sang des boucs et des veaux, mais avec son propre sang, ayant obtenu une rédemption éternelle. Car si le sang des taureaux et des boucs, et la cendre d'une vache, répandue sur ceux qui sont souillés, sanctifient et procurent la pureté de la chair, combien plus le sang de Christ, qui, par un esprit éternel, s'est offert lui-même sans tache à Dieu, purifiera-t-il votre conscience des œuvres mortes, afin que vous serviez le Dieu vivant !

Jésus, tu es entré une fois pour toutes dans le lieu très saint, non avec le sang des boucs et des veaux, mais avec ton propre sang, ayant obtenu la rédemption éternelle. Et si le sang des taureaux et des boucs, et la cendre d'une vache, aspergés sur ceux qui sont souillés, sanctifient et procurent la pureté de la chair, combien plus ton sang, Christ, que par un esprit éternel tu t'es offert sans tache à Dieu, purifiera-t-il notre conscience des œuvres mortes, afin que nous servions le Dieu vivant !

SUR TA PAROLE ! **Éphésiens 2 : 13** Mais maintenant, en Jésus-Christ, vous qui autrefois étiez loin, vous êtes devenus proches par le sang de Christ.

Maintenant, en toi Jésus-Christ, nous qui autrefois étions loin, nous sommes devenus proches par ton sang.

SUR TA PAROLE ! **Hébreux 10 : 22** … approchons-nous avec un cœur sincère, dans la plénitude de la foi, les cœurs purifiés d'une mauvaise conscience, et le corps lavé d'une eau pure.

Nous nous approchons avec un cœur sincère, dans la plénitude de la foi, les cœurs purifiés d'une mauvaise conscience, et le corps lavé d'une eau pure.

SUR TA PAROLE ! **Hébreux 12 : 24** …de Jésus qui est le médiateur de la nouvelle alliance, et du sang de l'aspersion qui parle mieux que celui d'Abel.

Jésus tu es le médiateur de la nouvelle alliance, et ton sang (de l'aspersion) parle mieux que celui d'Abel.

SUR TA PAROLE ! **Luc 22 : 20** Après le souper il prit de même la coupe et la leur donna en disant : Cette coupe est la nouvelle alliance en mon sang qui est versé pour vous.

Après le souper tu pris la coupe et la leur donna en disant : Cette coupe est la nouvelle alliance en mon sang qui est versé pour vous. Ce sang est versé pour nous, pour moi.

SUR TA PAROLE ! **Matthieu 26 : 28** car ceci est mon sang, le sang de l'alliance, qui est répandu pour plusieurs, pour la rémission des péchés.

Car ceci est ton sang, le sang de l'alliance, qui est répandu pour nous, pour la rémission de nos péchés.

SUR TA PAROLE ! **Marc 14 : 24** Et il leur dit : Ceci est mon sang, le sang de l'alliance, qui est répandu pour plusieurs.

Tu nous dis que Ceci est ton sang, le sang de l'alliance, qui est répandu pour nous.

SUR TA PAROLE ! **Hébreux 13 : 12** C'est pour cela que Jésus aussi, afin de sanctifier le peuple par son propre sang, a souffert hors de la porte.

C'est pour cela Jésus…, afin de nous sanctifier par ton propre sang, tu as souffert hors de la porte.

SUR TA PAROLE ! **Luc 22 : 44** Étant en agonie, il priait plus instamment, et sa sueur devint comme des grumeaux de sang, qui tombaient à terre.

Étant en agonie, tu priais plus instamment, et ta sueur devint comme des grumeaux de sang, qui tombaient à terre (pour moi).

SUR TA PAROLE ! **Jean 19 : 34** mais, un des soldats lui perça le côté avec une lance, et aussitôt il sortit du sang et de l'eau.

Un des soldats te perça le côté avec une lance, et aussitôt il sortit du sang et de l'eau (pour moi).

SUR TA PAROLE ! **Jean 6 : 53-57** Jésus leur dit : En vérité, en vérité, je vous le dis, si vous ne mangez la chair du Fils de l'homme, et si vous ne buvez son sang, vous n'avez point la vie en vous-mêmes. Celui qui mange ma chair et qui boit mon sang a la vie éternelle ; et je le ressusciterai au dernier jour. Car ma chair est vraiment une nourriture, et mon sang est vraiment un breuvage. Celui qui mange ma chair et qui boit mon sang demeure en moi, et je demeure en lui. Comme le Père qui est vivant m'a envoyé, et que je vis par le Père, ainsi celui qui me mange vivra par moi.

Jésus tu nous le dis, en vérité, en vérité, si nous ne mangeons pas la chair du Fils de l'homme, et si nous ne buvons pas ton sang, nous n'avons point la vie en nous-mêmes. Celui qui mange ta chair et qui boit ton sang a la vie éternelle ; et tu le ressusciteras au dernier jour. Car ta chair est vraiment une nourriture, et ton sang est vraiment un breuvage. Nous mangeons ta chair et nous buvons ton sang et nous demeurons en toi, et tu

demeures en nous. Comme le Père qui est vivant t'a envoyé, et que tu vis par le Père, ainsi celui qui te mange vivra par toi. Nous te mangeons et nous vivons par toi.

SUR TA PAROLE ! **Jean 6 : 56** Celui qui mange mon corps et qui boit mon sang demeure en moi, et moi je demeure en lui.

Nous mangeons ton corps et nous buvons ton sang nous demeurons en toi, et tu demeures en nous.

SUR TA PAROLE ! **Actes 20 : 28** Faites donc bien attention à vous-mêmes et à tout le troupeau dont le Saint-Esprit vous a confié la responsabilité ; prenez soin de l'Eglise de Dieu qu'il s'est acquise par son propre sang.

Nous faisons attention à nous-mêmes et à tout le troupeau dont le Saint-Esprit nous a confié la responsabilité ; nous prenons soin de l'Eglise de Dieu que tu t'es acquise par ton propre sang.

SUR TA PAROLE ! **Apocalypse 12 : 10-11** Et j'entendis dans le ciel une voix forte qui disait : Maintenant le salut est arrivé, et la puissance, et le règne de notre Dieu, et l'autorité de son Christ ; car il a été précipité, l'accusateur de nos frères, celui qui les accusait devant notre Dieu jour et nuit. Ils l'ont vaincu à cause du sang de l'agneau et à cause de la parole de leur témoignage, et ils n'ont pas aimé leur vie jusqu'à craindre la mort.

Dans le ciel une voix forte a dit : Maintenant est venu le salut, et la puissance, et le royaume de notre Dieu, et l'autorité de Christ ; car il a été précipité, notre accusateur, qui nous accusait devant notre Dieu jour et nuit. Nous l'avons vaincu à cause du sang de l'agneau et à cause de la parole de notre témoignage... Nous avons la victoire à cause du sang de l'agneau et de la parole de notre témoignage.

SUR TA PAROLE ! **Apocalypse 5 : 9-10** Et ils chantaient un cantique nouveau, en disant : Tu es digne de prendre le livre, et d'en ouvrir les sceaux ; car tu as été immolé, et tu as racheté pour Dieu par ton sang des hommes de toute tribu, de toute langue, de tout peuple, et de toute nation ; tu as fait d'eux un royaume et des sacrificateurs pour notre Dieu, et ils régneront sur la terre.

Nous chantons un cantique nouveau, disant : Tu es digne de prendre le livre et d'en ouvrir les sceaux ; car tu as été immolé, et par ton sang tu nous as rachetés de toute tribu, de toute langue, de tout peuple et de toute nation ; tu as fait de nous un royaume et des sacrificateurs pour toi notre Dieu, et nous régnons sur la terre.

Qu'il nous soit fait selon Ta Parole
Je te fais confiance

Aujourd'hui,
J'ai entendu ta voix (Parole),
Mon cœur n'est pas endurci
Hébreux 3 : 8

Je fais le choix d'accorder de la valeur à ta parole

Livret 2
Que ton nom soit sanctifié
Jésus-Christ

AMEN, AMEN, AMEN
LA CERTITUDE DE TON EXAUCEMENT

Nos problèmes, blessures intérieures nous obligent à regarder vers nous, à fixer notre attention sur nos drames. La louange nous conduit à regarder vers Dieu, à le remercier pour ce qu'il est, pour sa Parole, pour ses bontés, pour sa fidélité, pour son amour et nous donne la certitude de son exaucement.

Ton exaucement est certain comme la certitude que tu as de voir le soleil se lever tous les matins pour accomplir sa mission prophétisée par la Parole de Dieu dès le commencement.

Prononçons la Parole, encore et encore la Parole, et : la Parole se fera chair.

"Nous prions sans cesse"

1 Thessaloniciens 5 : 17

Nous ne nous relâchons pas.

Luc 18 : 1

SUR TA PAROLE ! **Jérémie 1 : 12** Eh bien, je veille sur ma parole pour accomplir ce que j'ai dit.

Tu veilles sur ta parole pour accomplir ce que tu as dit.

SUR TA PAROLE ! **Esaïe 58 : 9** Alors tu appelleras, et l'Éternel répondra ; Tu crieras, et il dira : Me voici !

Eternel lorsque nous t'appelons, tu nous réponds ; nous crions, et tu nous dis : me voici !

SUR TA PAROLE ! **Jérémie 29 : 12** Alors vous m'invoquerez et vous viendrez m'adresser vos prières, et je vous exaucerai.

Alors que nous t'invoquons et venons t'adresser nos prières, tu nous exauces.

SUR TA PAROLE ! **Ésaïe 65 : 24** Avant qu'ils m'invoquent, je répondrai ; Avant qu'ils aient cessé de parler, j'exaucerai.

Avant que nous t'invoquions, Tu réponds ; Avant que nous ne cessions de parler, Tu nous exauces.

SUR TA PAROLE ! **Psaume 6 : 10** L'Eternel exauce mes supplications. L'Eternel accueille ma prière.

Eternel tu exauces nos supplications et tu accueilles nos prières.

SUR TA PAROLE ! **1 Pierre 1 : 21** Que votre foi et votre espérance soient en Dieu.

Ma foi et mon espérance sont en toi mon Dieu (mon Papa)

SUR TA PAROLE ! **Romains 8 : 32** Lui, qui n'a point épargné son propre Fils, mais qui l'a livré pour nous tous, comment ne nous donnera-t-il pas aussi toutes choses avec lui ?

Toi, qui n'as point épargné ton propre Fils, que tu as livré pour nous tous, comment ne nous donneras-tu pas aussi toutes choses avec toi ?

SUR TA PAROLE ! **Psaume 28 : 6** Loué soit l'Eternel, car il m'exauce lorsque je le supplie.

Nous te louons Eternel, car tu nous exauces lorsque nous te supplions.

SUR TA PAROLE ! **2 Thessaloniciens 3 :16** Que le Seigneur de la paix vous donne lui-même la paix en tout temps, de toute manière !

Que le Seigneur de la paix nous donne lui-même la paix en tout temps, de toute manière !

SUR TA PAROLE ! **2 Samuel 7 : 25** Eternel Dieu, fais subsister pour toujours la parole que tu as prononcée sur ton serviteur et sur sa maison, et agis selon ta parole.

Eternel Dieu, fais subsister pour toujours la parole que tu as prononcée sur moi ton serviteur et sur ma maison, et agis selon ta parole.

SUR TA PAROLE ! **1 Jean 5 : 14** Voici l'assurance que nous avons auprès de lui : si nous demandons quelque chose selon sa volonté, il nous écoute. Et si nous savons qu'il nous écoute, quoi que ce soit que nous demandions, nous savons que nous possédons ce que nous lui avons demandé.

Voici l'assurance que nous avons auprès de toi : si nous demandons quelque chose selon ta volonté, tu nous écoutes. Et si nous savons que tu nous écoutes, quoi que ce soit que nous te demandions, nous savons que nous possédons ce que nous t'avons demandé.

SUR TA PAROLE ! **Psaume 65 : 6** Par des interventions redoutables, avec justice, Tu nous réponds, Dieu de notre salut,

Par des interventions redoutables, avec justice, Tu nous réponds, Dieu de notre salut,

SUR TA PAROLE ! **2 Samuel 7 : 28** Maintenant, Seigneur Eternel, c'est toi qui es Dieu, tes paroles sont vérité, et tu as annoncé ce bienfait à ton serviteur.

Maintenant, Seigneur Eternel, c'est toi qui es Dieu, tes paroles sont vérité, et tu m'as annoncé ce bienfait à moi ton serviteur.

SUR TA PAROLE ! **Psaume 138 : 7** Oui, l'Eternel achèvera son œuvre en ma faveur.
Oui, Eternel tu achèves ton œuvre en notre faveur.

SUR TA PAROLE ! **Romains 8 : 28** Nous savons en outre que Dieu fait concourir toutes choses au bien de ceux qui l'aiment, de ceux qui ont été appelés conformément au plan divin.

Nous savons en outre notre Dieu, que tu fais concourir toutes choses pour notre bien pour nous qui t'aimons, nous qui avons été appelés conformément à ton plan divin.

SUR TA PAROLE ! **2 Samuel 7 : 29** Car c'est toi, Seigneur Eternel, qui as parlé, et par ta bénédiction la maison de ton serviteur sera bénie éternellement.

Car c'est toi, Seigneur Eternel, qui as parlé, et par ta bénédiction la maison de ton serviteur sera bénie éternellement.

SUR TA PAROLE ! **Josué 3 : 10** A ceci vous reconnaitrez que le Dieu vivant est au milieu de vous.

A ceci nous reconnaissons que toi, le Dieu vivant est au milieu de nous.

Les paroles de notre Père sont esprit et vie. Jean 6 : 63

Papa, tu as entendu nos prières, tu as vu nos larmes. Ésaïe 38 : 4-5

Tu nous connais par nos noms et nous avons trouvé grâce à tes yeux. Exode 33 : 12

SUR TA PAROLE ! **1 Thessaloniciens 5 : 24** Celui qui vous a appelés est fidèle, et c'est lui qui le fera

C'est toi qui nous as appelés, tu es fidèle, et c'est toi qui le feras (accompliras ce que tu nous as dit)

Tu fais pour nous toute chose bonne en ton temps ; Ecclésiaste 3 : 11

SUR TA PAROLE ! 2 **Jean 1 : 3** La grâce, la miséricorde et la paix sont avec nous de la part de Dieu le Père et de la part de Jésus-Christ, le Fils du Père, dans la vérité et l'Amour.

La grâce, la miséricorde et la paix seront avec nous de ta part notre Dieu le Père et de la part de Jésus-Christ, le Fils du Père (premier né), dans la vérité et l'Amour.

SUR TA PAROLE ! **Philippiens 4 :19** Mon Dieu pourvoira à tous vos besoins selon sa richesse, avec gloire, en Christ-Jésus.

Mon Dieu (mon Papa) pourvoira à tous nos besoins selon sa richesse, avec gloire, en Christ-Jésus.

Nous reconnaissons que l'Eternel, notre Père parle et agit (encore aujourd'hui). Oracle de l'Eternel. Ezéchiel 37 : 14

SUR TA PAROLE ! **1 Pierre 2 : 6** Et celui qui croit en elle ne sera pas confondu.

Nous croyons en ta parole nous ne sommes pas confondus.

SUR TA PAROLE ! **1 Thessaloniciens 5 : 16** Soyez toujours joyeux.

Nous sommes toujours joyeux.

SUR TA PAROLE ! **Philippiens 4 : 4** Réjouissez-vous toujours dans le Seigneur ; je le répète, réjouissez-vous.

Nous nous réjouissons toujours dans le Seigneur ; nous le répétons, nous nous réjouissons.

SUR TA PAROLE ! **Philippiens 4 :20** A Dieu notre Père la Gloire aux siècles des siècles. Amen

A Dieu notre Père la Gloire aux siècles des siècles. Amen

Après avoir déclaré, gardez le silence un moment, prenez le temps d'écouter Dieu toujours dans cette atmosphère d'adoration, de reconnaissance et de louange.

Papa tu m'as dit

Qu'il nous soit fait selon Ta Parole

Amen

LE PREALABLE

Recevoir Jésus-Christ comme son Seigneur et Sauveur personnel. Ceci est nécessaire pour ceux qui ne l'ont pas encore accepté, afin qu'ils puissent pleinement expérimenter la parole de notre Père, le créateur.

Mais à tous ceux qui L'ont reçue, à ceux qui croient en Son nom, elle a donné le pouvoir de devenir enfants de Dieu… Jean 1 : 12

Si tu confesses de ta bouche le Seigneur Jésus, et si tu crois dans ton cœur que Dieu l'a ressuscité des morts, tu seras sauvé. Romains 10 : 9

Que ton nom soit sanctifié

PRIERE DU SALUT

Ici et maintenant,

Jésus-Christ, je confesse que tu es le fils de Dieu, que tu es mort pour mes péchés et ressuscité d'entre les morts. Romains 10 : 9

Je reconnais que tu as été livré pour mes offenses et ressuscité pour ma justification. Romains 4 : 25

C'est pourquoi, je plaide ton sang pour le pardon et la purification de tous mes péchés. 1 Jean 1 : 9

Je t'accepte Jésus-Christ comme Sauveur et Seigneur de ma vie.

Père céleste, je te rends grâce de ce que tu as fait de moi ton enfant. Jean 1 : 12

Merci Père, de me remplir de Ton Saint-Esprit. Cher Saint-Esprit prend le contrôle total de mon être.

Je confesse que je suis désormais une nouvelle créature, que les choses anciennes sont passées et que toutes choses sont devenues nouvelles.

2 Corinthiens 5 : 17

Amen

Vous n'êtes plus seul : Ne soyez plus seul ! Demandez au Saint-Esprit de vous guider pour vous connecter avec des frères ou sœurs spirituels pour grandir dans la connaissance, vous édifier et enfin contribuer à répandre la bonne nouvelle par l'appel (la vision, appétence, compétences…) que le Père a placé en vous avant votre venue au monde.

Tu connais les projets que Tu as formés sur moi, comme Tu me dis Éternel, projets de paix et non de malheur, afin de me donner un avenir et de l'espérance.
Jérémie 29 : 11

Vous êtes oint : L'Esprit du Seigneur est sur toi, Parce qu'il t'a oint pour annoncer une bonne nouvelle aux pauvres ; Il t'a envoyé pour guérir ceux qui ont le cœur brisé, Pour proclamer aux captifs la délivrance, Et aux aveugles le recouvrement de la vue, Pour renvoyer libres les opprimés. Luc 4 : 18

Nous naissons dans ce monde, nous y vivons et nous y mourrons. Les deux extrémités ne nous appartiennent pas, **mais nous pouvons décider de ce qui se passe entre ces deux extrémités et de ce qui va être le but de notre existence.**

O Père, si tu le veux, écarte de moi cette coupe ! Toutefois, que ta volonté soit faite, et non la mienne. Luc 22 : 42

Du même auteur
Papa tu m'as dit
Qu'il nous soit fait selon Ta Parole

Voici donc comment nous devons prier :

Matthieu 6 : 9

Livret 1 - Notre Père, qui es aux cieux,

Livret 2 - : Que ton nom soit sanctifié

Livret 3 - : Que ton règne vienne ; que ta volonté soit faite sur la terre comme au ciel. Saint-Esprit

Livret 4 - Donne-nous aujourd'hui notre pain quotidien;

Livret 5 - : Pardonne-nous nos offenses, comme nous aussi nous pardonnons à ceux qui nous ont offensés ;

Livret 6 - : Ne nous induis pas en tentation, mais délivre-nous du malin.

Livret 7 - : Car c´est à toi qu'appartiennent, dans tous les siècles, le règne, la puissance et la gloire.

Offrez-vous la série

Livret 1 – Dimanche

Livret 2 – Lundi

Livret 3 – Mardi

Livret 4 – Mercredi

Livret 5 – Jeudi

Livret 6 – Vendredi

Livret 7 – Samedi

Que la révélation de tes paroles m'éclaire, qu'elle me donne de l'intelligence à moi qui manque d'expérience. J'ouvre la bouche et je soupire, car j'ai soif de tes commandements. Tourne-toi vers moi et fais-moi grâce comme tu le fais pour ceux qui aiment ton nom ! Affermis mes pas dans ta parole et ne laisse aucun mal dominer sur moi ! Libère-moi de l'oppression des hommes afin que je garde tes décrets ! Fais briller ton visage sur moi ton serviteur et enseigne-moi tes prescriptions ! Psaume 119 : 130

Oui, l'Eternel, tu achèves ton œuvre en ma faveur. Eternel, ton amour dure à toujours. Tu ne m'abandonnes pas moi ta créature ! Psaume 138 : 8

Je crois en ta parole qui m'a été annoncée. Je reconnais ton bras Éternel. Ésaïe 53 : 1

Certainement ces livrets vous édifieront envoyez-nous par mail, audio ou vidéo vos témoignages :

issuemedias@issueassociation.com

Ils l'ont vaincu à cause de la parole de leur témoignage.

Partageons nos expériences personnelles qui édifieront des personnes quelque part dans le monde.

ISBN : 978-2-9578843-2-2

© SKLConcept

Ce livre a été imprimé en Allemagne

Dépôt légal : Avril 2022

NOTES

Expression libre

Que ton nom soit sanctifié

Que ton nom soit sanctifié

Que ton nom soit sanctifié

Que ton nom soit sanctifié

Que ton nom soit sanctifié

Que ton nom soit sanctifié